Vivek Patil
Sneha Puri
Janhavi Kawtikwar

"Factores de crescimento concentrados: Um avanço no tratamento periodontal"

Vivek Patil
Sneha Puri
Janhavi Kawtikwar

"Factores de crescimento concentrados: Um avanço no tratamento periodontal"

ScienciaScripts

Imprint

Any brand names and product names mentioned in this book are subject to trademark, brand or patent protection and are trademarks or registered trademarks of their respective holders. The use of brand names, product names, common names, trade names, product descriptions etc. even without a particular marking in this work is in no way to be construed to mean that such names may be regarded as unrestricted in respect of trademark and brand protection legislation and could thus be used by anyone.

Cover image: www.ingimage.com

This book is a translation from the original published under ISBN 978-620-7-99692-6.

Publisher:
Sciencia Scripts
is a trademark of
Dodo Books Indian Ocean Ltd. and OmniScriptum S.R.L publishing group

120 High Road, East Finchley, London, N2 9ED, United Kingdom
Str. Armeneasca 28/1, office 1, Chisinau MD-2012, Republic of Moldova, Europe
Printed at: see last page
ISBN: 978-620-7-98953-9

"Factores de crescimento concentrados: Um avanço no tratamento de defeitos periodontais"

Índice

1. INTRODUÇÃO

A periodontologia, também conhecida como periodontia, é um ramo especializado da medicina dentária que se centra no estudo e tratamento das estruturas de suporte dos dentes, conhecidas como periodonto. O periodonto inclui as gengivas (gengiva), o osso alveolar, o cemento (uma substância calcificada que cobre as raízes dos dentes) e o ligamento periodontal que fixa o dente ao osso circundante.

A periodontite é uma doença inflamatória multifacetada caracterizada pela destruição do osso alveolar, do cemento radicular, do ligamento periodontal e da gengiva em resposta a microrganismos presentes nas superfícies dentárias. Quando várias bactérias interagem com os tecidos e células do hospedeiro, é libertada uma vasta gama de citocinas, quimiocinas e mediadores inflamatórios. Alguns destes mediadores contribuem para a deterioração das estruturas periodontais, incluindo o tecido conjuntivo e o osso alveolar que suporta os dentes. Os principais objectivos da terapia periodontal incluem o acesso aos locais afectados, a redução da profundidade das bolsas, a interrupção da progressão da doença e, por fim, a restauração dos tecidos periodontais perdidos. Entre os aspectos intrincados da cicatrização de feridas, a restauração do tecido periodontal comprometido destaca-se como particularmente desafiante. O principal objetivo destes procedimentos é promover a regeneração periodontal através da formação de novos anexos. A regeneração refere-se à reprodução ou reconstituição da parte perdida ou doente para restaurar a arquitetura e a função do periodonto. [1]

Nos últimos anos, o aumento de defeitos ósseos com enxertos ósseos tornou-se uma técnica cirúrgica predominante. Os enxertos ósseos autógenos, com as suas propriedades osteogénicas, osteoindutoras e osteocondutoras, continuam a ser o padrão de excelência. No entanto, desafios como a morbilidade do local do dador, a disponibilidade e a reabsorção imprevisível do enxerto estão associados aos enxertos ósseos autógenos. Da mesma forma, embora os aloenxertos e os xenoenxertos eliminem a necessidade de um local cirúrgico adicional, apresentam riscos potenciais de transmissão de doenças e de provocação de uma resposta imunitária. [2]

A gestão da progressão da doença periodontal para a região da furca de dentes multirradiculares representa um desafio clínico, levando a uma maior incidência de perda dentária em comparação com dentes sem defeitos de furca. A anatomia intrincada e a morfologia complexa da área da furca complicam a deteção e o diagnóstico das lesões, dificultam o acesso à instrumentação convencional, o desbridamento e a manutenção dos cuidados domiciliários, limitando, em última análise, o prognóstico dos dentes envolvidos na furca. Várias modalidades de tratamento têm sido sugeridas para melhorar o prognóstico desses dentes, dentre as quais a regeneração tecidual guiada (RTG) em conjunto com o enxerto ósseo tem mostrado resultados superiores, promovendo o fechamento da furca e aumentando as taxas de sobrevivência. [3]

A recessão gengival (RG) é caracterizada pelo deslocamento da gengiva marginal apicalmente à junção cemento-esmalte (JCE), resultando na exposição da superfície radicular. A ocorrência de recessão gengival é atribuída a factores anatómicos, patológicos e traumáticos.1 Foram propostas várias técnicas de cirurgia plástica periodontal para tratar a recessão gengival.2 Embora o procedimento de enxerto de tecido conjuntivo (CTG) com retalho coronalmente avançado (CAF) seja reconhecido como o padrão de ouro para obter cobertura radicular (RC), ganhar tecido queratinizado e garantir resultados de tratamento previsíveis, apresenta várias desvantagens. Estas desvantagens incluem uma espessura insuficiente do tecido dador, riscos adicionais associados a um segundo local cirúrgico, tempo de procedimento cirúrgico prolongado, a presença de um feixe neurovascular palatino perto da área pré-molar-molar e limitações no tamanho do enxerto do local dador em casos de defeitos múltiplos ou áreas de recessão extensas. Além disso, foi relatado um aumento do sangramento pós-operatório e queixas de dor. Consequentemente, são utilizados métodos alternativos para o tratamento das recessões gengivais. [4]

Nas décadas anteriores, os esforços para uma terapia periodontal eficaz têm-se centrado na resolução destes defeitos utilizando uma variedade de abordagens regenerativas não cirúrgicas e cirúrgicas. Estas incluem a regeneração guiada de tecidos, enxertos ósseos, derivados da matriz do esmalte, administração de factores de crescimento e a integração de células e factores de crescimento com estruturas baseadas em matrizes. [5]

Recentemente, os factores de crescimento polipeptídicos ganharam reconhecimento como um elemento crucial no crescimento e diferenciação de células que contribuem para a regeneração periodontal. As plaquetas, sendo uma fonte significativa de factores de crescimento autógenos, estão entre as primeiras células a chegar ao local da ferida e a iniciar o processo de cicatrização. Contêm quantidades substanciais de factores de crescimento que promovem a regeneração dos tecidos, incluindo o fator de crescimento transformador $\beta 1$ (TGF-$\beta 1$), o fator de crescimento derivado das plaquetas (PDGF), os factores de crescimento epitelial (EGF) e os factores de crescimento endotelial vascular (VEGF). O plasma rico em plaquetas (PRP) representa a primeira geração de concentrado de plaquetas.

A contagem de plaquetas no Plasma Rico em Plaquetas (PRP) é 338% superior à contagem de plaquetas no sangue total. O PRP contribui para uma melhor deposição óssea e para uma melhor qualidade da regeneração óssea em procedimentos de aumento, uma vez que fornece factores de crescimento (GFs) do sangue do próprio doente para o local de tratamento visado. Além disso, as concentrações de plaquetas e GFs no PRP são normalmente 3 a 5 vezes superiores às encontradas no sangue periférico. [6]

Por outro lado, a fibrina rica em plaquetas (PRF), identificada como a segunda geração de produtos concentrados de plaquetas, foi desenvolvida por Choukroun et al. em 2001[7] A eficácia regenerativa da fibrina rica em plaquetas (PRF) resulta do seu potencial de angiogénese, facilitado pela matriz de fibrina 3D. Esta matriz pode transportar simultaneamente citocinas e factores de crescimento (GFs), tais como o fator de crescimento endotelial vascular (VEGF), o fator de crescimento semelhante à insulina (IGF), o fator de crescimento transformador-$\beta 1$ (TGF-$\beta 1$) e o fator de crescimento derivado das plaquetas (PDGF). Além disso, o PRF tem a capacidade de atrair células estaminais do sangue circulante. Choukroun et al. relataram vantagens imunológicas associadas ao PRF, o que pode contribuir para a redução observada nas infecções pós-operatórias quando se emprega esta técnica. [6] O PRF é produzido a partir de sangue autólogo sem trombina bovina ou anticoagulantes, possuindo propriedades semelhantes às do PRP.

A terceira geração de concentrado de plaquetas, conhecida como factores de crescimento concentrados (CGF), foi desenvolvida pela Sacco em 2006. Formulado alternando sistematicamente a velocidade de centrifugação entre 2400 rpm (547g) e 3000 rpm (855g). O CGF é uma matriz orgânica rica em fibrina que contém factores de crescimento, leucócitos, plaquetas, proteína morfogenética óssea-2 (BMP-2) e células estaminais CD34+ que promovem a regeneração. Este coágulo de fibrina apresenta uma elevada coesão devido à aglutinação de fibrinogénio, fator XIII e trombina. A ativação do Fator XIIIa pela trombina induz a coagulação da fibrina, oferecendo proteção contra a degradação da plasmina e resultando numa elevada resistência à tração e estabilidade da fibrina. Além disso, o CGF apresenta uma maior resistência adesiva e à tração, bem como uma maior viscosidade em comparação com outras preparações de plaquetas. [8]

A utilização de factores de crescimento concentrados (CGFs) na terapia periodontal oferece várias vantagens em relação ao plasma rico em plaquetas (PRP), principalmente devido à sua atividade prolongada e propriedades estruturais. Os CGFs formam uma matriz de gel de fibrina robusta que é lentamente remodelada de forma semelhante a um coágulo sanguíneo natural, prolongando a duração da atividade do fator de crescimento. Esta presença prolongada de factores de crescimento aumenta a proliferação celular e a diferenciação osteogénica, contribuindo significativamente para a regeneração periodontal.

As vantagens estruturais e funcionais dos CGF incluem

Matriz de fibrina:

- Rede de polímeros 3D: As moléculas de fibrinogénio nos CGFs polimerizam-se para formar uma rede tridimensional de fibras entrelaçadas. Esta rede fornece uma estrutura que suporta a fixação de citocinas e a migração celular, que são cruciais para a regeneração dos tecidos.

- Estabilidade da ferida: O gel de fibrina forte aumenta a estabilidade da ferida, o que é vital para estabelecer uma nova ligação do tecido conjuntivo à superfície da raiz.

- Estrutura de suporte: O bloco de fibrina fornece um suporte físico que apoia a migração e a fixação das células, facilitando a simetria e a regeneração do tecido.

Componentes celulares:

- Células estaminais: É provável que os CGFs contenham células estaminais, que contribuem para o seu potencial regenerativo ao diferenciarem-se em vários tipos de células necessárias para a reparação de tecidos.

- Plaquetas: A microscopia eletrónica de varrimento do bloco de fibrina revelou múltiplas plaquetas presas no interior dos elementos fibrilares. Estas plaquetas desempenham um papel crucial na cicatrização de feridas, segregando factores de crescimento e citocinas que promovem a regeneração dos tecidos.

Sinergia de factores de crescimento:

- Atividade prolongada: Ao contrário do PRP, que se dissolve rapidamente, os CGFs mantêm a atividade do fator de crescimento durante um período prolongado. Este período de atividade prolongado favorece a sinergia dos factores de crescimento, melhorando o processo regenerativo global.

- Cronograma de secreção: As plaquetas nos CGFs começam a segregar ativamente proteínas no espaço de 10 minutos após a coagulação, com mais de 95% dos factores de crescimento pré-sintetizados libertados no espaço de uma hora. Continuam a sintetizar e a segregar proteínas adicionais durante todo o seu tempo de vida (5-10 dias), proporcionando uma influência sustentada na cicatrização de feridas.

Componentes dos concentrados de plaquetas:

- Andaimes: Fornecem uma estrutura para o crescimento de novos tecidos.
- Células estaminais: Diferenciam-se em vários tipos de células necessárias para a reparação de tecidos.
- Factores de crescimento: Promovem a proliferação celular, a diferenciação e a regeneração dos tecidos.

Concentração óptima:

De acordo com Badran (2017), os concentrados de plaquetas eficazes para a regeneração óssea devem ter um aumento de 2-6 vezes na concentração normal de plaquetas, idealmente um aumento de 5 vezes. Esta concentração óptima garante uma resposta regenerativa robusta.

Processo de Cura Sequencial:

- Secreção inicial: As plaquetas segregam factores de crescimento e citocinas imediatamente após a coagulação, dando início ao processo de cicatrização de feridas.
- Atividade sustentada: À medida que a atividade das plaquetas diminui, os macrófagos chegam através do crescimento vascular estimulado pelas plaquetas. Estes macrófagos assumem a regulação da cicatrização da ferida, segregando os seus próprios factores, continuando o processo de reparação iniciado pelas plaquetas.

2. ANTECEDENTES

Kingsley cunhou originalmente o termo PRP para identificar o concentrado de trombócitos durante as investigações sobre a coagulação do sangue

Em 1970, o PRP tinha sido caracterizado como "cola de fibrina". Posteriormente, Knighton D R et al. demonstraram o potencial de cicatrização dos concentrados de plaquetas, rotulando-os como "Factores de cicatrização de feridas derivados de plaquetas (PDWHF)". [9]

Em 1997, Whitman D H et al. designaram inicialmente o seu produto como PRP durante a preparação, mas depois de obterem uma consistência semelhante à do gel de fibrina, chamaram-lhe "Gel de Plaquetas". Marx R. E et al. unificaram estes produtos sob o termo genérico PRP. [10]

Choukroun J et al. introduziram outro concentrado de plaquetas em França, rotulado como PRF, salientando a sua distinção de outros PRP devido à forte polimerização do gel de fibrina. Este foi classificado como um concentrado de plaquetas de "segunda geração". [7]

Surgiu um novo conceito, CGF, para a produção de factores de crescimento concentrados a partir de sangue venoso, utilizando uma gama de rpm de 2400-2700 para a separação de células, tal como proposto por Sacco em 2006. Os blocos ricos em fibrina resultantes eram notavelmente maiores, mais ricos e mais densos. [8]

Em 2010, Sohn W. introduziu o conceito de "osso pegajoso", envolvendo a combinação de cola de fibrina autóloga com enxertos ósseos. Esta inovação acrescentou uma nova dimensão à aplicação de materiais ricos em fibrina em procedimentos médicos. [11]

A classificação do concentrado de plaquetas de acordo com as recomendações POSEIDO é a seguinte [12]

1. Primeira geração - Plasma rico em plaquetas (PRP)

2. Segunda geração - Fibrina rica em plaquetas (PRF)

3. Terceira geração - Fator de crescimento concentrado (CGF)

3. PAPEL DAS PLAQUETAS NA CICATRIZAÇÃO DE FERIDAS

As plaquetas desempenham um papel fundamental na cicatrização de feridas, tornando a sua utilização no tratamento periodontal altamente benéfica. O processo de cicatrização de feridas começa com a formação de um coágulo sanguíneo após a lesão dos tecidos durante a cirurgia periodontal. Esta lesão leva à aderência e agregação das plaquetas, o que, por sua vez, promove a formação de trombina e fibrina. Além disso, as plaquetas libertam determinadas substâncias que são cruciais para a reparação dos tecidos, a angiogénese, a inflamação e a resposta imunitária.

As plaquetas contêm proteínas biologicamente activas que, quando ligadas a uma malha de fibrina em desenvolvimento ou à matriz extracelular, criam gradientes quimiotácticos. Estes gradientes favorecem o recrutamento de células estaminais, estimulam a migração celular e promovem a diferenciação e a reparação. Consequentemente, a utilização de concentrados de plaquetas autólogos é uma abordagem promissora na regeneração periodontal, particularmente em situações clínicas que requerem uma cicatrização rápida.

De acordo com Ymer H Mekaj (2016)[13] , o mecanismo de ação das plaquetas activadas na cicatrização de feridas inclui as seguintes fases

1. Hemostase: As plaquetas participam em todas as fases da hemostase.

2. Inflamação: Estão envolvidos na infiltração de neutrófilos, linfócitos e monócitos, bem como na diferenciação de macrófagos.

3. Proliferação: As plaquetas contribuem para a reepitelização, angiogénese e formação da matriz extracelular.

4. Remodelação: Desempenham um papel na remodelação do colagénio, seguida da maturação vascular.

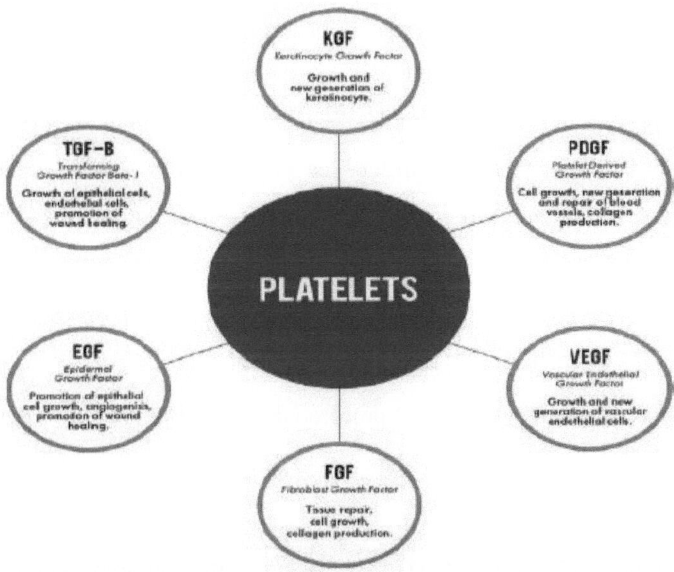

Fig 1: Vários factores de crescimento presentes nas plaquetas

4. O PAPEL DE VÁRIOS FACTORES DE CRESCIMENTO NO FACTOR DE CRESCIMENTO CONCENTRADO (FGC) NA REGENERAÇÃO PERIODONTAL

Com as plaquetas a servirem como fonte primária de factores de crescimento autógenos. A geração inicial, o Plasma Rico em Plaquetas (PRP), foi introduzida para a terapia de regeneração periodontal. Embora tenham sido levantadas críticas relativamente aos seus potenciais benefícios, as discrepâncias são frequentemente atribuídas à falta de métodos e definições padronizados na preparação do PRP, em vez de deficiências funcionais inerentes. As variações nos protocolos e técnicas entre grupos de investigação contribuem para estas disparidades.

A fibrina rica em plaquetas (PRF), a segunda geração de concentrados de plaquetas, partilha propriedades com o PRP, mas oferece a vantagem adicional da osteogenicidade. O processo de preparação do PRF é simples, envolvendo sangue autólogo sem necessidade de trombina bovina ou de medicamentos anticoagulantes.

Estudos realizados por Rodella et al.[14] identificaram a presença do fator de crescimento transformador β-1 (TGF-β1) e do fator de crescimento endotelial vascular (VEGF) nas camadas do FGC e dos glóbulos vermelhos. O processo de centrifugação especializado permite teoricamente que as CGF tenham factores de crescimento mais abundantes, embora a investigação seja limitada para apoiar esta afirmação.

De acordo com C. Durante et al. em 2013,[15] o fator de crescimento transformador beta (TGF-b), as isoformas AA, AB e BB do fator de crescimento derivado das plaquetas (PDGF), o fator de crescimento endotelial vascular (VEGF), o fator de crescimento epidérmico (EGF), bem como o fator de crescimento dos fibroblastos (FGF) e o fator de crescimento semelhante à insulina 1 (IGF-1), foram identificados como as moléculas de sinalização mais activas para aplicações clínicas. Sabe-se que estas moléculas estão contidas em grânulos α no citoplasma das plaquetas. A análise temporal da libertação de factores de crescimento em sobrenadantes ricos em factores de crescimento, obtida através da adição de CaCl2 e da incubação a 40°C, indicou uma forte libertação precoce de isoformas de PDGF, VEGF e TGF-b, com FGF e EGF significativamente aumentados apenas após incubação prolongada.

Os estudos in vitro demonstram uma libertação cumulativa de factores de crescimento, incluindo o PDGF-AB, o TGF-β1 e o IGF-1, que apresentam uma libertação cinética consistente com um pico de acumulação ao 3º e 6º dias, respetivamente. O VEGF e a BMP-2 apresentam uma libertação cinética mais lenta, atingindo a acumulação máxima ao 8º dia. Por outro lado, o TNFα e o BDNF apresentam uma libertação cinética mais rápida, atingindo a acumulação máxima no 1.º e 3.º dias, respetivamente. Estes resultados apoiam fortemente a utilização clínica do CGF, demonstrando a sua eficácia na melhoria da cicatrização e nos efeitos osteogénicos. [16]

De acordo com o Professor Rodella[14] da Universidade de Brescia-Department of Biomedical Sciences and Biotechnologies, o CGF demonstra uma resistência à tração superior, uma concentração mais elevada de factores de crescimento, uma maior viscosidade e uma força adesiva melhorada em comparação com o PRF. Consequentemente, recomenda-se aos cirurgiões que utilizem o CGF como uma membrana de barreira para acelerar a cicatrização de tecidos moles ou que o misturem com enxertos ósseos para acelerar a formação de novo osso. Em particular, o CGF elimina a necessidade de aditivos químicos ou alergénicos, como a trombina bovina ou anticoagulantes, tornando-o geralmente livre do risco de transmissão de doenças virais.

5. PREPARAÇÃO DO FACTOR DE CRESCIMENTO CONCENTRADO:

A FGC é preparada de acordo com o protocolo estabelecido por Sacco em 2006. [8] O processo começa com a recolha de sangue do doente utilizando tubos Vacuette (Greiner Bio-One, GmbH, Kremsmunster, Áustria), que estão equipados com um revestimento de silicone para ativação do coágulo. Estes tubos cheios de sangue são depois colocados numa máquina de centrifugação especializada (Medifuge MF200, Silfradentsrl, Forlì, Itália) programada com as seguintes definições:

1. Aceleração durante 30 segundos

2. Centrifugação durante 2 minutos a 2.700 rpm (692 gm)

3. Centrifugação durante 4 minutos a 2.400 rpm (547 gm)

4. Centrifugação durante 4 minutos a 2.700 rpm (592 gm)

5. Centrifugação durante 3 minutos a 3.000 rpm (855 gm)

6. 36 segundos de desaceleração, seguidos de paragem da máquina.

O resultado é um bloco de fibrina denso caracterizado por uma concentração mais espessa, maior e mais densa de factores de crescimento em comparação com o PRF. Este atributo aumenta a capacidade de regeneração óssea do CGF, elevando a sua versatilidade em aplicações clínicas. Após a centrifugação, o CGF é separado em três partes distintas: a parte branca superior (PPP), a parte vermelha inferior (RBC) e a parte intermédia "buffy coat" (interface entre as partes branca e vermelha). As plaquetas e os leucócitos estão predominantemente localizados na camada leucocitária, enquanto os eritrócitos estão exclusivamente presentes na parte vermelha da FGC.

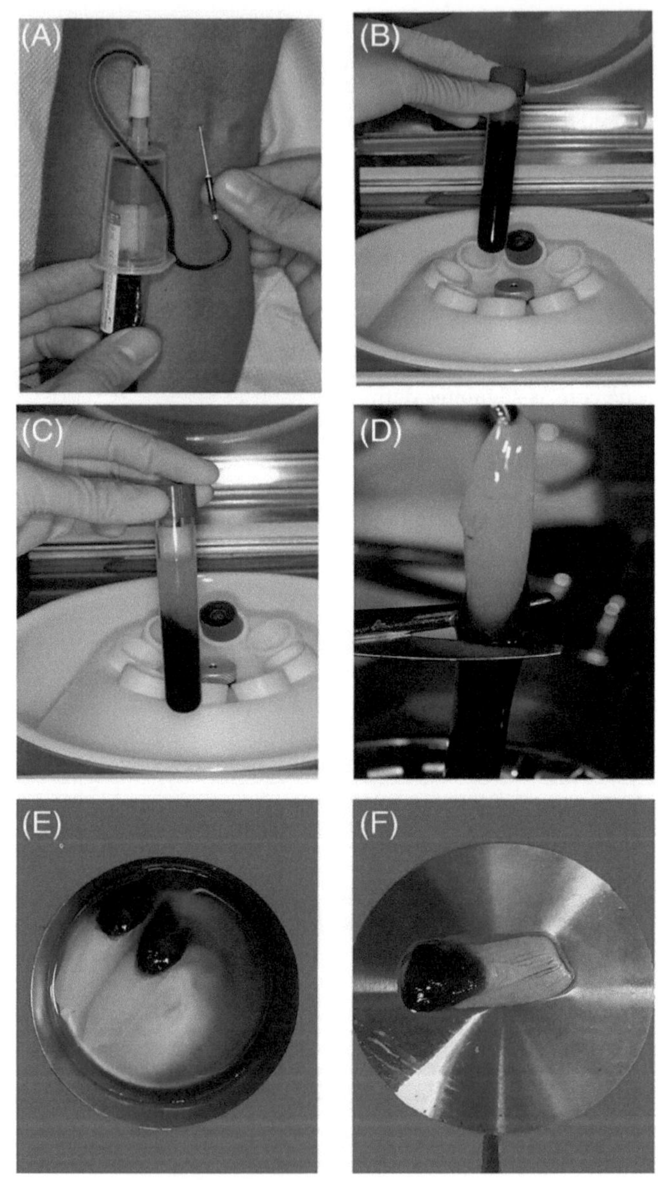

Fig. 2: Preparação do fator de crescimento concentrado

6. FASES DO FACTOR DE CRESCIMENTO CONCENTRADO [17]

O CGF distingue-se por quatro ^{fases}

1. **Fase Superior (Soro):** Esta fase, conhecida como soro, é o componente mais leve e mais líquido. Não tem fibrinogénio e contém um número mínimo de células. Para preservar a integridade das proteínas, deve ser mantida fria e misturada rapidamente. O soro, claro e amarelo-palha, é composto por 92% de $H2O$, 7% de proteínas, minerais, sais, $CO2$, albumina, anticorpos, glícidos, aminoácidos, lípidos, enzimas, hormonas e electrólitos inorgânicos. Serve para fins como lavagem de cavidades, cobertura e proteção de áreas regeneradas.

2. **Fase intermédia (revestimento de fibrina):** O bloco de fibrina forma uma rede de polímeros tridimensional com fibras entrelaçadas, reunidas numa fase de gel. As definições controladas do equipamento maximizam o potencial do sangue, regulando a velocidade, a temperatura, o tempo, a aceleração, a velocidade controlada e a aceleração gravitacional (aproximadamente RCF200). Vários componentes, incluindo citocinas plasmáticas e plaquetárias (com efeitos reparadores, anti-inflamatórios e analgésicos) e plaquetas (que transmitem sinais e libertam factores de crescimento como PDGF-BB, TGF-β3 e IGF-1), resultam num bloco de gel de fibrina com excelente resistência. Este bloco serve para preenchimento de cavidades, suportes de membranas, membranas autólogas e partículas misturadas com outros materiais de preenchimento, oferecendo um fluxo de trabalho simplificado, indução regenerativa e aplicações versáteis.

3. **Fase Líquida (Factores de Crescimento):** Localizada imediatamente abaixo da camada leitosa e acima da porção densa do coágulo, esta fase contém factores de crescimento e células estaminais unipotentes. A

aspiração desta fase com uma pipeta permite a mistura com osso autólogo, produzindo um enxerto altamente ativado com um desempenho superior.

4. **Fase inferior (glóbulos vermelhos):** A fase inferior é um gel denso avermelhado escuro com uma elevada concentração de glóbulos vermelhos, juntamente com alguns glóbulos brancos, plaquetas e factores de coagulação. Pode ser utilizado na sua forma pura ou misturado com enxertos ósseos para preencher grandes cavidades.

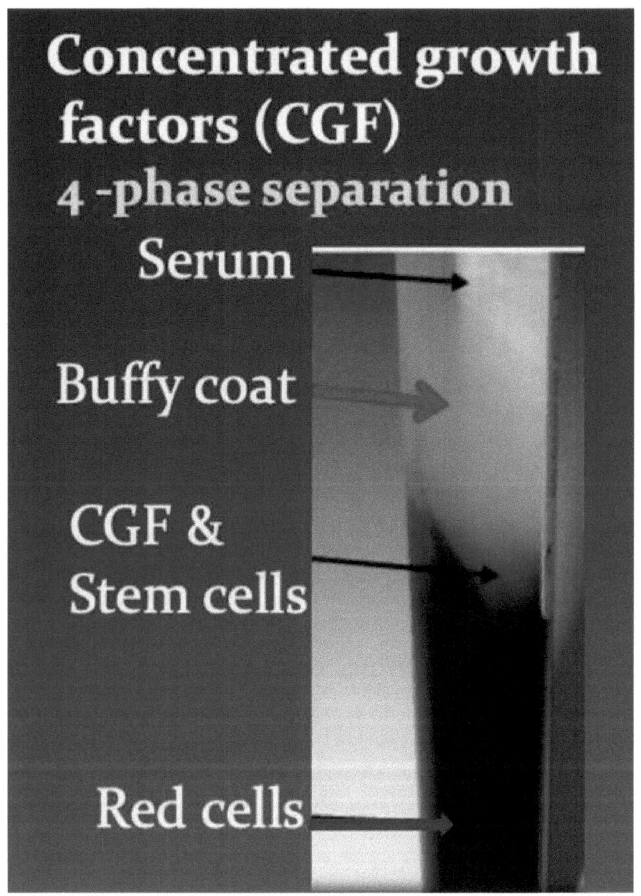

Fig. 3: Várias fases do fator de crescimento concentrado

7. PROPRIEDADES MECÂNICAS DO FACTOR DE CRESCIMENTO CONCENTRADO (FGC) [18]

O Fator de Crescimento Concentrado (CGF) é uma forma especializada de fibrina rica em plaquetas (PRF) derivada através de um processo de centrifugação único, produzindo um biomaterial rico em fibrina com propriedades mecânicas distintas. Estas propriedades tornam o CGF particularmente benéfico para a regeneração e cicatrização de tecidos. A compreensão destas caraterísticas mecânicas é essencial para otimizar a sua aplicação clínica.

1. Elasticidade e rigidez

Elasticidade: O CGF tem um elevado grau de elasticidade devido à sua densa rede de fibrina. Esta elasticidade permite que o CGF se adapte aos contornos do local da cirurgia, garantindo uma excelente adaptação à ferida ou à área do defeito.

Rigidez: A matriz de fibrina no CGF é relativamente mais rígida em comparação com outros concentrados de plaquetas, como o PRP. Esta rigidez acrescida proporciona apoio estrutural aos tecidos em cicatrização, mantendo a integridade do enxerto e das estruturas circundantes.

2. Resistência à tração

Elevada resistência à tração: As fibras de fibrina concentradas no CGF conferem-lhe uma elevada resistência à tração, essencial para suportar as tensões mecânicas durante o processo de cicatrização. Esta propriedade assegura que o CGF permanece intacto e eficaz durante as fases críticas da cicatrização de feridas.

3. Viscoelasticidade

Natureza viscoelástica: A CGF apresenta propriedades viscoelásticas, o que significa que apresenta caraterísticas viscosas e elásticas quando deformada. Este facto é crucial para a sua função em ambientes biológicos dinâmicos, onde tem de suportar forças mecânicas variáveis sem se partir.

4. Porosidade

Porosidade Controlada: A matriz de fibrina do CGF tem uma porosidade controlada, crucial para a infiltração celular e a vascularização. Esta porosidade facilita a migração celular, a difusão de nutrientes e a remoção de resíduos, promovendo uma regeneração eficaz dos tecidos.

5. Adesividade

Elevada adesividade: O CGF tem um elevado nível de adesividade às superfícies dos tecidos, assegurando que se mantém no lugar depois de aplicado no local da cirurgia. Esta propriedade adesiva ajuda a manter um ambiente estável para a reparação e regeneração dos tecidos.

6. Biodegradabilidade

Biodegradabilidade: A matriz de fibrina do CGF é biodegradável, o que significa que se decompõe gradualmente e é reabsorvida pelo organismo. Esta degradação controlada coincide com o processo natural de cicatrização, fornecendo apoio durante as fases iniciais e permitindo depois a formação de novos tecidos.

7. Retenção de hidratação

Retenção de humidade: O CGF é capaz de reter a humidade, crucial para manter um ambiente hidratado propício à cicatrização. Esta retenção de humidade evita a dessecação do local da ferida e apoia as actividades celulares necessárias para a reparação dos tecidos.

8. MECANISMO DE ACÇÃO DO FACTOR DE CRESCIMENTO CONCENTRADO [19]

O CGF exerce os seus efeitos positivos através da desgranulação dos grânulos alfa das plaquetas, que contêm factores de crescimento. Após a ativação pela trombina, as plaquetas bifásicas do CGF libertam factores de crescimento e outras substâncias. Este processo acelera a cicatrização de feridas, estimulando a proliferação e diferenciação celular, a síntese de colagénio e a subsequente formação e calcificação de osteoide.

Entre os factores libertados pelo CGF, o VEGF é uma molécula crucial para a reparação e regeneração dos tecidos. Desempenha um papel importante na neovascularização pós-natal, que inclui a angiogénese - a formação de novos capilares a partir de vasos pré-existentes por células endoteliais maduras - e a vasculogénese, o crescimento de novos vasos por células progenitoras endoteliais derivadas da medula óssea. Devido à semi-vida muito curta do VEGF, um sistema para a sua libertação prolongada é essencial para uma ação terapêutica eficaz. Este desafio pode ser resolvido através da utilização de CGF, que assegura uma libertação sustentada de VEGF ao longo do tempo.

O passo inicial envolve a secreção ativa destes factores de crescimento, que começa poucos minutos após o início da sequência de coagulação, com mais de 90% a serem segregados na primeira hora durante os 3 dias seguintes. Após esta explosão inicial, segue-se uma segunda etapa, em que diferentes plaquetas continuam a segregar factores de crescimento adicionais durante os restantes 7 dias da sua viabilidade.

As plaquetas desempenham um papel na regulação positiva da cicatrização de feridas, estimulando as células inflamatórias, como os macrófagos, através da libertação dos seus próprios factores de crescimento. Este processo de duas fases orquestrado pelo CGF contribui significativamente para a promoção de uma cicatrização eficiente das feridas durante um período definido.

9. FUNÇÕES DO FACTOR DE CRESCIMENTO CONCENTRADO

(20)

1. O CGF actua como um adesivo de tecido de fibrina com propriedades hemostáticas e de selagem de tecidos.

2. Favorece ativamente a cicatrização das feridas e acelera a osteogénese.

3. O CGF melhora a estabilidade da ferida, crucial para o estabelecimento de uma nova ligação do tecido conjuntivo a uma superfície radicular.

4. Actua como uma estrutura que suporta a fixação de citocinas e facilita a migração celular.

5. O CGF serve como transportador de factores de crescimento, funcionando como um agente hemostático cirúrgico eficaz. Também promove a regeneração dos tecidos epiteliais, endoteliais e epidérmicos, reduzindo as cicatrizes dérmicas.

6. Com a sua elevada concentração de leucócitos, o CGF apresenta efeitos antimicrobianos.

7. O CGF demonstra propriedades anti-angiogénicas, particularmente benéficas para feridas crónicas que não cicatrizam

10. VANTAGENS DO FACTOR DE CRESCIMENTO CONCENTRADO

A FBC é reconhecida pela sua capacidade regenerativa superior e versatilidade acrescida. O bloco de fibrina espesso e denso possui uma concentração notavelmente elevada de fibrinogénio, fator XIII e trombina. A forma activada do fator XIII (XIIIa) estabelece ligações cruzadas entre o coágulo de fibrina, aumentando a estabilidade, a resistência e a proteção contra a degradação mediada pela plasmina. Esta composição única, quando misturada com material autógeno ou outros materiais de enchimento, facilita o manuseamento e o enchimento eficaz de defeitos ósseos ainda maiores, melhorando assim os resultados globais da regeneração óssea.

Sohn (2009) destacou a utilidade polivalente da FGC, atribuindo-a a níveis elevados de proteínas activas que apoiam a cicatrização, o crescimento e a morfogénese celular. O CGF confere estabilidade suficiente à interface implante-raiz durante o processo de cicatrização, facilitando a formação de osso essencial à volta do implante, capaz de suportar cargas funcionais durante a cicatrização.

A Análise de Frequência de Ressonância (RFA), uma ferramenta crucial para avaliar os processos de integração óssea, revela o papel ativo desempenhado pelo CGF e por outros produtos contendo factores de crescimento, não só durante a colocação do implante, mas também ao longo dos períodos de cicatrização e subsequentes. Em resumo, o CGF demonstra um potencial superior para a regeneração de tecidos em aplicações clínicas e biotecnológicas, incluindo o aumento do seio e do rebordo alveolar.

11. CONTRA-INDICAÇÕES DO FACTOR DE CRESCIMENTO CONCENTRADO

Os factores de crescimento concentrados (CGF) são uma preparação de sangue autólogo segura; no entanto, estão contra-indicados em doentes com doenças hematológicas específicas, incluindo:

a) Hipovolemia grave,

b) Anemia,

c) Coagulopatias ou perturbações plaquetárias, como a trombocitopenia,

d) Terapia anticoagulante/fibrinolítica,

e) Angina instável,

f) Choque sético.

Antes da administração do tratamento de FGC, é efectuada uma avaliação hematológica para identificar e excluir as doenças acima mencionadas, garantindo a segurança e a adequação do procedimento a cada doente.

12. APLICAÇÃO DO FACTOR DE CRESCIMENTO CONCENTRADO EM DEFEITOS PERIODONTAIS

Os defeitos intra-ósseos induzidos pela periodontite representam um desafio significativo no tratamento periodontal, necessitando de terapias regenerativas eficazes para alcançar uma regeneração tecidual previsível. Cortellini e Tonetti (2015) enfatizam a necessidade clínica de terapia regenerativa em tais defeitos, destacando a importância de alcançar a regeneração funcional dos tecidos periodontais. Os concentrados autólogos de plaquetas (APCs), incluindo fatores de crescimento concentrados (CGF), surgiram como abordagens promissoras para a regeneração do tecido periodontal (Talaat et al., 2018; Xu et al., 2020).

Os factores de crescimento concentrados (CGF) são cada vez mais reconhecidos como uma opção de tratamento promissora por várias razões. Em primeiro lugar, os FCG oferecem uma libertação prolongada de factores de crescimento, melhorando significativamente a cicatrização de feridas à volta de implantes. Em segundo lugar, pode ser utilizado isoladamente ou em combinação com materiais de enxerto sintéticos, promovendo a osteointegração. Além disso, o CGF é fácil de preparar, manipular e tem uma boa relação custo-benefício.

Eficácia da CGF na regeneração de tecidos

Vários estudos demonstraram a eficácia superior do FGC na regeneração de tecidos em comparação com outros concentrados de plaquetas e abordagens tradicionais. Estudos anteriores concluíram que o FGC tem vantagens na aceleração da cicatrização de feridas e na promoção da formação de tecidos quando utilizado para tratar cavidades após a extração de dentes. Além disso, a recuperação da densidade mineral óssea e da arquitetura trabecular após a adição do FGC foi melhor do que sem ele. Embora a maioria dos estudos tenha demonstrado que a FBC pode aumentar a eficiência da regeneração dos tecidos, um estudo indicou que a FBC não oferece qualquer vantagem clínica na promoção da recuperação dos tecidos periodontais. Por exemplo, Lee et al. (2020)[21] relataram que a FCG exibiu uma maior resistência à tração e aumentou o crescimento de osteoblastos e fibroblastos gengivais em comparação com o PRF de segunda geração. Isto realça o potencial do CGF na promoção de actividades celulares cruciais para a reparação e regeneração dos tecidos.

CGF no tratamento da recessão gengival:

O CGF actua como uma membrana de suporte na cobertura de recessões, libertando continuamente factores de crescimento que promovem a regeneração dos tecidos. Um estudo demonstrou que a combinação do CGF com o CAF melhora a cicatrização dos tecidos moles. Em procedimentos de recobrimento radicular, como a técnica de retalho deslizante, o FGC é utilizado como uma membrana de barreira para facilitar a cicatrização dos tecidos e aumentar a largura da gengiva aderente.

Para criar a membrana CGF, são colhidos cerca de 9 ml de sangue venoso do doente sem solução anticoagulante e centrifugados durante cerca de 12 minutos. A FGC é então separada da camada de hemácias e comprimida para formar uma membrana. Após a epitelização em torno da superfície radicular, a membrana do FGC é colocada na superfície radicular desnudada, actuando como uma barreira. Os retalhos pediculares laterais são então posicionados sobre a membrana do FGC, suturados no local e cobertos.

A técnica do retalho deslizante é vantajosa devido ao seu fornecimento de sangue suficiente, promovendo uma melhor cicatrização. A membrana do FGC proporciona uma cobertura dupla para a superfície radicular exposta, embora possa não cobrir toda a superfície radicular. Não foram observadas complicações nas áreas não expostas durante a cicatrização, e houve um aumento na largura da gengiva aderida.

Outro autor [22] utilizou uma membrana de 1 mm de espessura para cobertura de recessão gengival. Neste estudo, foi preferida uma técnica com incisões verticais para proporcionar uma melhor visibilidade e um avanço sem tensão do retalho para o encerramento primário do defeito, do FGC e do CTG. O autor observou uma diminuição da dor pós-operatória.

CGF no tratamento de defeitos ósseos:

O CGF no tratamento de defeitos ósseos é uma proteína bioactiva potente que melhora a cicatrização óssea ao estimular a epitelização e a angiogénese. Quando misturada com partículas de osso autólogo ou biomateriais, a CGF preenche eficazmente os defeitos ósseos e induz a regeneração óssea. Quando o CGF foi misturado com mineral ósseo bovino desproteinizado (DBBM), os níveis de factores de crescimento aumentaram significativamente, atingindo o pico em vários momentos: 72 horas (C5a), 7° dia (IGF-1 e bFGF), 14° dia (PDGF-BB, TGF-β1 e C3a) e 21° dia (VEGF). Foi observado um padrão bimodal para o TGF-β1, com um pico tanto às 72 horas como ao 14° dia. Esta tendência continuou com uma libertação sustentada de factores de crescimento durante 28 dias. Em contraste, foi relatado que o CGF sozinho libertava factores de crescimento até ao 8° dia, com um pico máximo no 8° dia[23] .

Jing Qiao[24] indicou que a combinação de CGFs e mineral ósseo poroso bovino (BPBM) melhorou significativamente os parâmetros clínicos e radiográficos um ano após a cirurgia, em comparação com o BPBM isolado. Esta eficácia pode ser atribuída aos constituintes biológicos dos FGC, incluindo o fator de crescimento quimiotático e mitogénico derivado das plaquetas (PDGF), que estão envolvidos na regeneração dos tecidos. O presente estudo verificou que os níveis do fator de crescimento transformador beta 1 (TGF-β1), PDGF-BB, fator de crescimento semelhante à insulina 1 (IGF-1) e fator de crescimento endotelial vascular (VEGF) no FGC eram significativamente mais elevados do que no plasma pobre em plaquetas (PPP).

Yan Xu et al., 2020[25] destacaram as vantagens da FGC em relação a outras terapias regenerativas. Por exemplo, verificou-se que a combinação de FGC e enxertos ósseos melhorou significativamente os parâmetros clínicos, tais como a redução da DP e o ganho de CAL, em comparação com a cirurgia de retalho isolada. Isto sublinha o potencial da FGC como uma opção de tratamento superior no aumento dos níveis de fixação e na promoção da regeneração de tecidos em defeitos intra-ósseos. Tithi Vaid comparou a combinação de FCGs e aloenxerto ósseo desmineralizado liofilizado (DFDBA) com FCGs isolados no tratamento de defeitos intra-ósseos periodontais, indicando que ambos os grupos produziram resultados semelhantes na melhoria dos parâmetros clínicos e radiográficos. Os factores de crescimento concentrados (CGFs) são uma forma modificada de fibrina rica em plaquetas (PRF), preparada através da mudança repetida da velocidade de centrifugação, resultando num coágulo de fibrina relativamente rígido.

Malak Yousef Mohamed Shoukheba comparou a eficácia de uma membrana autóloga de FGC versus uma membrana de colagénio no tratamento de defeitos intra-ósseos em pacientes com LAP. Os resultados indicaram que a combinação de uma membrana de CGF e de um enxerto ósseo Bio-Oss foi eficaz na melhoria dos parâmetros clínicos e radiográficos um ano após a cirurgia e foi comparável à combinação de uma membrana de colagénio e de um enxerto ósseo Bio-Oss no tratamento de defeitos intra-ósseos em pacientes com LAP. As aplicações clínicas do CGF vão para além dos defeitos periodontais e incluem vários procedimentos dentários e médicos. As suas propriedades antimicrobianas, a elevada concentração de factores de crescimento e a estrutura de suporte tornam-no um biomaterial versátil para promover a cicatrização de feridas, a regeneração de tecidos e a osteointegração (Sohn et al., 2015).

Amr A. Ellithy (2021) realizou uma análise comparativa de factores de crescimento concentrados (CGF) e fibrina rica em plaquetas (PRF) em conjunto com fosfato β-tricálcico e enxerto ósseo de hidroxiapatite para o tratamento de defeitos intra-ósseos em pacientes com periodontite crónica moderada a grave. Utilizando a Tomografia Computorizada de Feixe Cónico (CBCT) juntamente com avaliações clínicas, o estudo concluiu que tanto o FGC como o PRF conduziram a melhorias clínicas notáveis e a evidências radiográficas de regeneração óssea. Consequentemente, o autor sugere que estes materiais são opções viáveis para o tratamento de pacientes com periodontite crónica e defeitos intra-ósseos. Dadas as semelhanças na preparação do FGC e do PRF e os resultados clínicos e radiográficos superiores observados com o FGC quando combinado com o enxerto ósseo, o autor propõe que os periodontistas optariam logicamente pelo FGC se confrontados com uma escolha entre os dois materiais.

Gopal Samarth (2022)[5] indicou que a resolução de defeitos intra-ósseos ocorre não só linearmente do aspeto apical para o coronal, mas também de uma forma tridimensional ou circunferencial. A vantagem da adição de FGC ao DFDBA reside no aumento da presença de TGFβ-1 e VEGF nas camadas FGC e RBC, o que significa uma maior concentração de factores de crescimento. Além disso, a camada de CGF contém um maior número de células CD34-positivas, que desempenham um papel vital na preservação vascular, angiogénese e neovascularização, proporcionando um potencial significativo para a renovação de tecidos em aplicações clínicas e biotecnológicas.

As abordagens regenerativas no tratamento de defeitos de furca de Grau II têm como objetivo o encerramento clínico da furca e o preenchimento ósseo completo, que pode ser avaliado através de sondagem periodontal, análise radiográfica e sondagem óssea Elizabeth Huidrom (2022)[3] demonstrou que a terapia regenerativa combinada, com ou sem FGC, foi eficaz no tratamento de defeitos de furca de molares mandibulares de Grau II, mostrando uma redução significativa em PI, GI, VPD, HPD e preenchimento ósseo radiográfico (%VBF e %HBF) desde o início até aos 6 meses. Nomeadamente, foi observada uma maior redução na VPD (23,0%) no grupo CGF + GTR + ABB em comparação com o grupo GTR + ABB. Estes resultados são semelhantes aos relatados por Qiao J. et al[24] que encontraram resultados positivos no tratamento de defeitos intra-ósseos e defeitos de furca de Grau II com FGC + GTR + enxerto ósseo, destacando o papel benéfico do FGC na terapia regenerativa combinada.

Uma das caraterísticas únicas do CGF é o seu padrão cinético específico de libertação de factores de crescimento. Estudos observaram a libertação sustentada de factores de crescimento a partir do CGF, promovendo a atividade prolongada do fator de crescimento até 28 dias (Yu et al., 2019). Esta duração prolongada da atividade do fator de crescimento contribui para uma melhor cicatrização e regeneração dos tecidos ao longo do tempo.

Dhanashree Ghoderao avaliou a eficácia do CGF e do sticky bone no tratamento de defeitos intra-ósseos periodontais. Os concentrados de plaquetas oferecem uma fonte rica de factores de crescimento, que ajudam a inibir a hemorragia, a promover a adesão dos tecidos, a acelerar a cicatrização, a minimizar a dor e a facilitar a formação de novos tecidos. O FGC desempenha um papel crucial na melhoria do desenvolvimento dos osteoblastos e da reparação óssea, o que, por sua vez, acelera a osteointegração. Também apoia a angiogénese e a remodelação dos tecidos, contendo uma mistura de fibrinogénio, factores de crescimento, leucócitos, factores de coagulação, factores de crescimento endotelial e plaquetas. O CGF oferece várias vantagens, incluindo propriedades homeostáticas e de cicatrização de tecidos, promoção da cicatrização de feridas e osteogénese, e aceleração da regeneração epitelial, endotelial e epidérmica. A sua elevada concentração de leucócitos contribui para fortes propriedades antimicrobianas, enquanto a sua estrutura de suporte suporta citocinas e migração celular.

O FGC oferece várias vantagens em relação ao plasma rico em plaquetas, incluindo a ausência de modificação bioquímica, um método de preparação fácil e um custo mínimo. Além disso, o FGC funciona como uma membrana interposicional reabsorvível, impedindo a invasão precoce do epitélio gengival e actuando como uma barreira à migração epitelial.

Efeito da FGC na osteointegração

A osseointegração é definida como a ligação estrutural e funcional direta entre o osso vivo e a superfície de um implante de suporte de carga. Este processo é crucial para a estabilidade do implante e é um pré-requisito para a carga do implante e para o sucesso clínico a longo prazo dos implantes dentários ósseos. As principais etapas da osseointegração incluem a resposta dos tecidos à implantação, a osteogénese peri-implantar e a remodelação óssea. Os factores que influenciam o sucesso da osseointegração incluem o desenho e a composição do implante, factores sistémicos do doente, técnica cirúrgica e caraterísticas de carga.[26]

A osteointegração dos implantes dentários é crucial para a sua estabilidade, sucesso e longevidade. O Fator de Crescimento Concentrado (CGF) aumenta a estabilidade do implante e acelera a osteointegração, promovendo a diferenciação dos osteoblastos e facilitando a cicatrização óssea em redor do implante [27] . O CGF inclui fibrinogénio, vários factores de crescimento, leucócitos, factores de coagulação, factores de crescimento endotelial e plaquetas, que contribuem para a angiogénese e a remodelação dos tecidos. Esta matriz suporta a migração celular, enquanto a elevada concentração de proteínas bioactivas nas plaquetas ajuda na cicatrização, crescimento e morfogénese celular.

O CGF aumenta a libertação de factores críticos como o FGF-β e o VEGF, essenciais para a angiogénese, e melhora a migração de neutrófilos ao facilitar a libertação de integrinas [24] . Antes da colocação do implante, as cavidades do implante são cobertas com uma membrana de FGC, o que aumenta significativamente a formação óssea no local do implante tratado com FGC. Devido à sua maior concentração de factores de crescimento em comparação com outras preparações de plaquetas, o CGF tem um impacto positivo no período de cicatrização do implante. Acelera a osteointegração e melhora os valores de estabilização, tornando-o um componente valioso na implantologia.

O principal objetivo da utilização do FGC para o aumento ósseo é facilitar a colocação de implantes numa posição protética. Dois estudos[28,29] avaliaram o ganho ósseo vertical após o aumento do seio maxilar e relataram resultados positivos, apesar de utilizarem técnicas diferentes para o processo de aumento, com o FGC como material de enxerto. Sohn et al. [11] demonstraram que o FGC induz a rápida formação de novo osso no aumento do seio. As suas avaliações clínicas e histológicas confirmaram que o FGC, quando utilizado como único material no aumento do seio maxilar, promove a rápida formação de novo osso no compartimento sob a membrana elevada do seio maxilar, tanto através de abordagens transcrestais como laterais.

O estudo de Yang et al.[30] demonstrou uma melhoria da largura do osso bucal um ano após a colocação imediata do implante, atribuindo esta melhoria aos factores de crescimento (GFs) no CGF que regulam a cicatrização de feridas, a proliferação celular e a migração celular. Além disso, outro estudo[31] relatou um ganho ósseo vertical em todos os quatro aspectos (vestibular, lingual, mesial e distal) após a colocação imediata do implante. A distância de salto foi preenchida com FGC devido à sua maior resistência à tração e estabilidade da fibrina, conseguida através da aglutinação de fibrinogénio, fator XIII e trombina. Além disso, a FBC actuou como uma membrana de barreira para acelerar a cicatrização dos tecidos moles e, quando misturada com enxerto ósseo, facilitou a formação de novo osso.

Recentemente, foi demonstrado que o CGF tem a capacidade de libertar células primárias capazes de se diferenciarem em osteoblastos, produzindo uma matriz mineralizada e promovendo a diferenciação osteogénica das células estaminais. Os nossos resultados actuais mostram que os implantes permeados com CGF podem induzir a diferenciação das hBMSC em osteoblastos, tal como evidenciado pela mineralização da matriz das hBMSC. Esta diferenciação osteogénica, impulsionada pelos implantes permeados com CGF, é apoiada pelo aumento da expressão do fator de transcrição RUNX2, um regulador-chave da osteogénese, e de duas proteínas da matriz extracelular, COL1a1 e OCN. Curiosamente, um padrão semelhante de expressão de genes marcadores osteogénicos foi previamente observado utilizando a FGC inteira. Vários estudos apoiaram o papel da via de sinalização desencadeada por BMP-2 na mediação da diferenciação osteogénica de células mesenquimais induzida pelo FGC através da estimulação da expressão de RUNX2 e OCN. Além disso, foi relatado que o FGC estimula a proliferação e a diferenciação osteogénica das células estaminais mesenquimais derivadas da gengiva, regulando a expressão de BMP2 e RUNX2 e regulando a expressão e a secreção de marcadores de diferenciação osteogénica, incluindo COL1 e OCN, em células derivadas do periósteo de coelho. Assim, estes resultados sugerem que a libertação contínua e prolongada de múltiplos factores bioactivos por implantes revestidos com CGF pode estimular o processo complexo e alargado de regeneração de tecidos. [32]

13. CONCLUSÃO

O Fator de Crescimento Concentrado (CGF) é um auto-enxerto biotecnológico de vanguarda que demonstrou um potencial significativo na estimulação e aceleração da cicatrização e formação de tecidos moles e ósseos. A eficácia desta terapia reside na sua capacidade de fornecer uma elevada concentração de factores de crescimento e proteínas diretamente no local da ferida, imitando e apoiando os processos fisiológicos naturais de cicatrização de feridas, reparação de tecidos e terapia de infiltração local. Esta abordagem avançada eleva a prática das técnicas regenerativas a um novo nível sofisticado.

O Fator de Crescimento Concentrado (CGF) representa um avanço significativo no campo da medicina regenerativa, particularmente em aplicações dentárias e ortopédicas. Este material biologicamente rico aproveita as propriedades curativas inerentes aos factores de crescimento para facilitar a reparação, regeneração e osteointegração dos tecidos, apresentando uma ferramenta multifacetada para os clínicos.

A eficácia do CGF é sustentada pela sua capacidade de proporcionar uma libertação sustentada de factores de crescimento cruciais, como o VEGF, que desempenha um papel fundamental na angiogénese e vasculogénese, processos essenciais para uma reparação eficaz dos tecidos. O sistema de libertação prolongada oferecido pelo CGF supera o desafio colocado pela curta meia-vida do VEGF, assegurando um fornecimento contínuo desta molécula vital ao local da lesão ou implantação, melhorando assim os resultados terapêuticos.

Uma das caraterísticas mais marcantes do CGF é a sua capacidade de promover a diferenciação osteogénica. A investigação demonstrou que o CGF pode induzir as células estromais da medula óssea humana (hBMSCs) a diferenciarem-se em osteoblastos, como evidenciado pela mineralização da matriz e pela expressão de marcadores osteogénicos chave, tais como RUNX2, COL1a1 e OCN. Esta capacidade de estimular a formação óssea é ainda apoiada pela ativação da via de sinalização BMP-2, que é crucial para a diferenciação osteogénica das células mesenquimais.

Os benefícios práticos da CGF vão para além das suas propriedades biológicas. É fácil de preparar, manipular e tem uma boa relação custo-benefício, o que o torna uma opção acessível para muitos contextos clínicos. Quando utilizado em combinação com outros materiais de enxerto, o CGF aumenta o potencial regenerativo global, actuando como um suporte e uma membrana de barreira para acelerar a cicatrização dos tecidos moles e a formação de novo osso.

Os procedimentos cirúrgicos periodontais que utilizam factores de crescimento representam um novo método para melhorar e acelerar a cicatrização natural de feridas e a regeneração óssea. O CGF, como material de reparação biológica e uma nova geração de extrato sanguíneo, desempenha um papel fundamental na estimulação e aceleração da formação óssea e da cicatrização dos tecidos. Para além de promover uma cicatrização mais rápida, o CGF também melhora a qualidade do osso recém-formado, melhora a regeneração dos tecidos, estabiliza os enxertos e regula eficazmente a inflamação. A administração localizada de elevadas concentrações de factores de crescimento e proteínas reflecte os mecanismos naturais de cicatrização de feridas do corpo, apoiando os processos reparadores dos tecidos e a terapia de infiltração local, elevando assim as técnicas regenerativas cirúrgicas.

O FGC é uma promessa substancial para as técnicas de revascularização, melhorando significativamente os processos de reparação e regeneração de forma a garantir uma cicatrização abrangente e satisfatória, particularmente para o dente permanente imaturo. Em cenários clínicos como alvéolos de extração com lesões periapicais persistentes, a aplicação de FGC demonstrou estimular a formação de novo osso e a resolução da inflamação, reduzindo significativamente os tempos de recuperação. Além disso, o CGF ajuda a aliviar a dor pós-operatória e as reacções nas fases iniciais da recuperação, aumentando assim a taxa de sucesso global dos procedimentos.

A utilização de gerações avançadas de concentrados de plaquetas, como o CGF, introduziu novas dimensões na perio-estética devido à sua elevada aceitação, acessibilidade e menores custos de aquisição e manutenção. Este método ajuda muito os clínicos a planear e a executar uma vasta gama de procedimentos de tratamento dentário com maior previsibilidade e sucesso.

Na sua essência, as plaquetas desempenham um papel vital na regeneração periodontal como reservatórios de factores de crescimento e citocinas, que são cruciais para a regeneração óssea e a maturação dos tecidos moles. Os concentrados de plaquetas autólogos, como o Plasma Rico em Plaquetas (PRP) e a Fibrina Rica em Plaquetas (PRF), são derivados do sangue do paciente e têm sido o foco de investigação recente devido à sua facilidade de preparação, biocompatibilidade e relação custo-eficácia. Estes concentrados facilitam a libertação local de factores de crescimento, acelerando assim a cicatrização de tecidos duros e moles.

A FBC, uma forma modificada de PRF, é caracterizada por um coágulo de fibrina relativamente mais rígido, obtido através de um protocolo de separação padronizado que envolve técnicas de centrifugação específicas sem a adição de substâncias exógenas. A principal caraterística do FGC é a sua consistência; é uma matriz orgânica rica em fibrina que pode "prender" plaquetas, leucócitos e factores de crescimento - elementos essenciais para os procedimentos regenerativos. Essencialmente, o CGF representa uma versão melhorada do PRF com uma matriz de fibrina reforçada e níveis melhorados de factores de crescimento e citocinas.

Embora os benefícios da FGC sejam evidentes, são necessários mais estudos e ensaios clínicos para explorar todo o potencial do PRP, PRF e FGC na regeneração periodontal e engenharia de tecidos. A sua capacidade para proporcionar uma libertação sustentada de factores de crescimento, promover a diferenciação osteogénica e as suas vantagens práticas tornam-na uma adição valiosa ao arsenal terapêutico. À medida que a investigação continua a evoluir, o CGF tem o potencial de redefinir os padrões de tratamento em implantologia dentária e não só, abrindo caminho a melhores resultados para os pacientes e a melhores práticas clínicas. Esta investigação em curso ajudará a solidificar os seus papéis e a expandir as suas aplicações na prática clínica, conduzindo, em última análise, a melhores resultados na terapia periodontal e noutros campos da medicina regenerativa.

14. REFERÊNCIAS

1. Ghoderao D, Rathod S, Kolte AP, Bawankar P, Jadhav A. Ensaio clínico aleatório e controlado para avaliar a eficácia do osso pegajoso e do fator de crescimento concentrado na gestão de defeitos intra-ósseos: Estudo de acompanhamento de 12 meses. Dent Res J 2022; 19:67.

2. Amr A. Ellithy et.al. (2021), Factores de crescimento concentrados versus fibrina rica em plaquetas no tratamento de defeitos intra-ósseos na periodontite crónica. Int J Dent & Ora Hea. 7:3.

3. Huidrom E, Srivastava V, Meenawat A, Srivastava A, Khan YS, Shahni R. Avaliação da eficácia do fator de crescimento concentrado juntamente com xenoenxerto derivado de bovino e membrana de colagénio no tratamento do defeito de furca de molar mandibular de Grau II - Um estudo clinicoradiográfico. J Indian Soc Periodontol 2022; 26:130-136.

4. Bozkurt Doğan Ş, Öngöz Dede F, Ballı U, Atalay EN, Durmuşlar MC. Fator de crescimento concentrado no tratamento de recessões gengivais múltiplas adjacentes: um ensaio clínico randomizado de boca dividida. Jornal de periodontologia clínica. 2015 Sep;42(9):868-875.

5. Samarth G, Kolte A, Kolte R, Bajaj V. Avaliação comparativa do aloenxerto ósseo desmineralizado liofilizado com e sem membrana de fator de crescimento concentrado no tratamento de defeitos intra-ósseos periodontais: um ensaio clínico controlado e aleatório. Clinical Oral Investigations. 2023 Abr;27(4):1645-1657.

6. Mijiritsky E, Assaf HD, Peleg O, Shacham M, Cerroni L, Mangani L. Utilização de PRP, PRF e CGF na Regeneração Periodontal e Rejuvenescimento Facial - Uma Revisão Narrativa. Biologia (Basileia). 2021 Abr 10;10(4):317

7. Choukroun J, Adda F, Schoeffler C, Vervelle A. Uma oportunidade em paroimplantologia: Le PRF. *Implantodontie.* 2001; 42:55-62.

8. Sacco L. Palestra, Academia Internacional de Prótese sobre Implantes e Osteoconexão. Palestra. 2006; 12:4.

9. Knighton DR, Doucette M, Fiegel VD, Ciresi K, Butler E, Austin L. A utilização da fórmula de cicatrização de feridas derivada de plaquetas em ensaios clínicos humanos. Prog Clin Biol Res 1988; 266:319-3 29.

10. Whitman DH, Berry RL, Green DM. Platelet gel: an autologous alternative to fibrin glue with applications in oral and maxillofacial surgery. J Oral Maxillofac Surg 1997; 55:1294-12 99.

11. Sohn DS, Palestra intitulada "Sinus and ridge augmentation with CGF and AFG", Simpósio sobre CGF e AFG, Tóquio, 6 de junho de 2010

12. 12. Mohan SP, Jaishangar N, Devy S, Narayanan A, Cherian D, Madhavan SS. Plasma rico em plaquetas e fibrina rica em plaquetas na regeneração periodontal: A review. J Pharm Bioall Sci 2019;11: 126-130

13. Mekaj YH. O papel das plaquetas na inflamação, imunidade, cicatrização de feridas e malignidade. Int. J. Clin. Exp. Med. 2016 Jan 1; 9:5347-58.

14. Rodella LF, Favero G, Boninsegna R et al. Factores de crescimento, células CD34 positivas e análise da rede de fibrina na fração concentrada de factores de crescimento. Microsc. Res. Tech. 74(8), 772-777 (2011).

15. Durante C, Agostini F, Abbruzzese L, Toffola RT, Zanolin S, Suine C, Mazzucato M. Libertação de factores de crescimento de concentrados de plaquetas: quantificação analítica e caraterização para aplicações clínicas. Vox Sang. 2013 Aug;105(2):129-136.

16. Masuki H, Okudera T, Watanebe T, Suzuki M, Nishiyama K, Okudera H, et al. Factores de crescimento e conteúdo de citocinas pró-inflamatórias no plasma rico em plaquetas (PRP), plasma rico em factores de crescimento (PRGF), fibrina avançada rica em plaquetas (A-PRF) e

factores de crescimento concentrados (CGF). Revista Internacional de Implantodontia. 2016; 2:19.

17. Mansour P, Kim P. Utilização do Fator de Crescimento Concentrado (CGF) em implantologia. Aust Dent Prac. 2010;162-8.

18. Kabir MA, Hirakawa A, Zhu B, Yokozeki K, Shakya M, Huang B, Akazawa T, Todoh M, Murata M. Propriedades mecânicas da membrana do fator de crescimento concentrado humano (CGF) e do enxerto CGF com proteína morfogenética óssea-2 (BMP-2) no periósteo do crânio de ratinhos nus. Revista Internacional de Ciências Moleculares. 2021 Oct 20;22(21):11331.

19. Vaid T, Kumar S, Mehta R, Shah S, Joshi S, Bhakkand S, Hirani T. Avaliação clínica e radiográfica do aloenxerto ósseo desmineralizado liofilizado com fator de crescimento concentrado versus fator de crescimento concentrado isolado no tratamento de defeitos intra-ósseos. Relatórios de medicina e farmácia. 2021 Abr;94(2):220.

20. Shoukheba MY, ELkholy SE, Badr AM. Membrana de factores de crescimento concentrados no tratamento de defeitos periodontais intra-ósseos na periodontite agressiva localizada. Um estudo clínico randomizado controlado de boca dividida. Teikyo Med J. 2021;44:1847-1859.

21. Yao M, Hu J, Jiang L, Guo R, Wang X. Eficácia do fator de crescimento concentrado combinado com materiais de enxerto vs. materiais de enxerto isolados para o tratamento de defeitos intra-ósseos periodontais: uma revisão sistemática e meta-análise. Anais de Medicina Translacional. 2023 Fev 2;11(4).

22. Akcan SK, Ünsal B. Tratamento da recessão gengival com membrana de fator de crescimento concentrado: um ensaio clínico comparativo. Jornal de Ciência Oral Aplicada. 2020 Mar 27;28:e20190236.

23. Juneja G, Bharti V. Tratamento de defeitos intra-ósseos periodontais com -fibrina plaquetária e enxerto ósseo de hidroxiapatite porosa: Um estudo clínico e radiográfico comparativo utilizando dentascan. Saint Int Dent J 2015;1:2227-.

24. Qiao J, Duan J, Zhang Y, Chu Y, Sun C. O efeito de factores de crescimento concentrados no tratamento de defeitos intra-ósseos periodontais. Ciência do futuro OA. 2016 Sep 15;2(4).

25. Xu Y, Qiu J, Sun Q, Yan S, Wang W, Yang P, Song A. Resultados de um ano avaliando os efeitos de factores de crescimento concentrados na cicatrização de defeitos intra-ósseos tratados com ou sem substituto ósseo na periodontite crónica. Medical science monitor: revista médica internacional de investigação experimental e clínica. 2019;25:4384.

26. Parithimarkalaignan S., Padmanabhan T.V. Osseointegração: Uma atualização. *J. Indian. Prosthodont. Soc.* 2013;13:2-6.

27. Palti A, Hoch T. Um conceito para o tratamento de vários defeitos ósseos dentários. Implant Dent 2002;11(1):73-8.

28. Kim JM, Sohn DS, Bae MS, Moon JW, Lee JH, Park IS. Aumento do seio transcrestal sem retalho utilizando a elevação hidrodinâmica piezoeléctrica do seio interno com factores de crescimento concentrados autólogos isolados. *Implant Dent.* 2014;23:168-74.

29. Chen Y, Cai Z, Zheng D, Lin P, Cai Y, Hong S, et al. Elevação do pavimento do seio maxilar com osteótomo Inlay com aplicação de fator de crescimento concentrado e colocação simultânea de implantes curtos em maxilas severamente atróficas. *Sci Rep.* 2016;6:1-8.

30. Yang L, Liu Z, Chen S, Xie C, Wu B. O estudo do efeito dos factores de crescimento concentrados (CGF) na nova regeneração óssea do implante imediato. *Adv Mater Res.* 2015;1088:500-2.

31. Manoj S, Punit J, Chethan H, Nivya J. Um estudo para avaliar o osso formado em torno de implantes de pós-extração imediata enxertados com fator de crescimento concentrado na região posterior mandibular. *J Osseointegr.* 2018;10:121-9.

32. Stanca E., Calabriso N., Giannotti L., Nitti P., Damiano F., Stanca B.D.C., Carluccio M.A., De Benedetto G.E., Demitri C., Palermo A., et al. Análise das biomoléculas, estrutura e população celular do CGF: Characterization of the Stemness Features of CGF Cells and Osteogenic Potential. *Int. J. Mol. Sci.* 2021;22:8867.

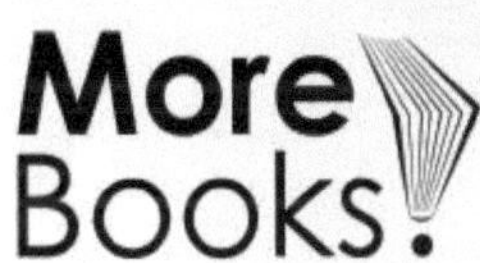

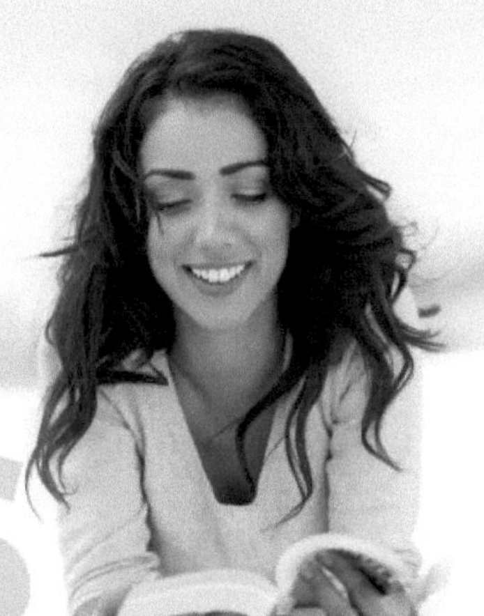

I want morebooks!

Buy your books fast and straightforward online - at one of world's fastest growing online book stores! Environmentally sound due to Print-on-Demand technologies.

Buy your books online at
www.morebooks.shop

Compre os seus livros mais rápido e diretamente na internet, em uma das livrarias on-line com o maior crescimento no mundo! Produção que protege o meio ambiente através das tecnologias de impressão sob demanda.

Compre os seus livros on-line em
www.morebooks.shop

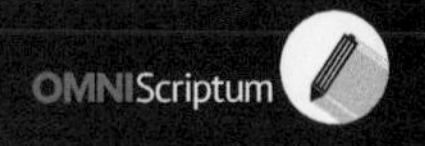

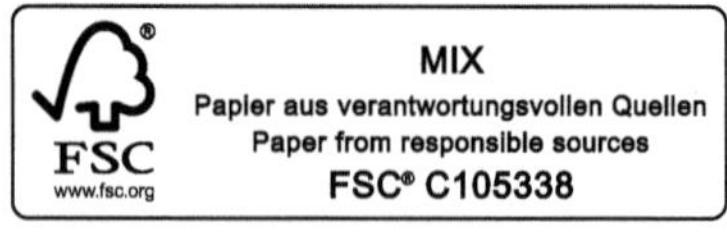

Printed by Books on Demand GmbH, Norderstedt / Germany